BLESSURE

DES

FOYERS PATHOLOGIQUES PURULENTS

PAR

Albert LOISON,

Docteur en médecine de la Faculté de Paris,
Médecin de l'Asile de convalescence d'Epinay.

PARIS

A. PARENT, IMPRIMEUR DE LA FACULTÉ DE MÉDECINE

RUE MONSIEUR-LE-PRINCE 29 ET 31

1876

BLESSURE

DES

FOYERS PATHOLOGIQUES PURULENTS

PAR

Albert LOISON,

Docteur en médecine de la Faculté de Paris,
Médecin de l'Asile de convalescence d'Epinay.

PARIS
A. PARENT, IMPRIMEUR DE LA FACULTÉ DE MÉDECINE
RUE MONSIEUR-LE-PRINCE 29 ET 31

1876

A LA MÉMOIRE

DE MON PÈRE ET DE MA MÈRE

A MON CHER FRÈRE

EUGÈNE LOISON

Docteur en Droit

A M. LE GÉNÉRAL DE BRIGADE BOURDILLON

A MON CHER AMI

C. CHESNIER DU CHESNE

A MES MAITRES

M. LE PROFESSEUR VERNEUIL

Professeur de clinique chirurgicale à la Faculté de médecine de Paris
Chirurgien de l'hôpital de la Pitié,
Membre de l'Académie de médecine et de la Société de chirurgie,
Chevalier de la Légion d'honneur.

M. LE PROFESSEUR BÉHIER

Professeur de clinique médicale à la Faculté de médecine de Paris,
Médecin de l'Hôtel-Dieu,
Membre de l'Académie de médecine,
Commandeur de la Légion d'honneur.

M. LE DOCTEUR GALEZOWSKI

Professeur libre d'ophthalmologie, chevalier de la Légion d'honneur.

BLESSURE

DES

FOYERS PATHOLOGIQUES PURULENTS

PREMIÈRE PARTIE

Les auteurs qui ont étudié les lésions traumatiques, ont toujours implicitement supposé les tissus affectés à l'état sain, en décrivant l'évolution de la lésion et les propriétés des tissus blessés, ils n'ont jamais parlé de cette évolution et de ces propriétés quand la blessure porte sur des tissus préalablement malades.

C'est sur cette lacune si souvent signalée par M. le professeur Verneuil, que nous appelons l'attention sans avoir la prétention de la combler.

Nous voulons tenter pour les organes, les tissus et les éléments anatomiques malades, c'est-à-dire pour les régions du corps atteint d'un état morbide, ce qui a été tenté déjà pour les individus malades.

Ce sujet est bien vaste et évidemment au-dessus de nos forces, mais n'est-il pas naturel que l'élève, séduit par des leçons magistrales chaque jour confirmées au lit du malade, et d'un autre côté voyant le silence des livres sur des questions d'un haut intérêt, cherche à propager ces idées et à remercier de cette façon, le maître qui lui a donné tant de marques d'intérêt.

Nous désignons d'une manière générale par le tissu ou foyer morbide, l'organe, la région, le tissu, et même l'élément anatomique atteint d'un désordre anatomique quelconque.

Le tissu est sain quand il y a intégrité anatomique et physiologique avec des oscillations en plus et en moins. Le tissu est malade quand l'intégrité anatomique et physiologique n'existe plus.

Le traumatisme ou la blessure d'un foyer malade sera toute cause, le plus souvent, l'intervention chirurgicale amenant l'ouverture de vaisseaux sanguins du foyer.

Il faut aussi considérer comme blessure, non-seulement l'incision amenant l'ouverture plus ou moins grande du foyer, mais encore, l'exploration (1). Follin dit à la page 316 de son Traité de pathologie externe, tome I : « Le chirurgien ne doit pas oublier que les ponctions exploratrices dans les tumeurs cancéreuses, ne sont pas toujours innocentes. On les a vues suivies d'accidents inflammatoires redoutables, et Robert a cité à la Société de chirurgie, un cas de mort à la suite d'une ponction exploratrice d'un sarcocèle. « Notre ami M. Dehenne a d'ailleurs bien fait voir l'inutilité et le danger de certaines explorations. »

Il y a une variété infinie de foyers malades, pour n'en citer que quelques-uns, tumeur, hydrocèle, kyste,

(1) Dehenne. Thèse 1876.

abcès chaud ou froid, fracture simple ou compliquée, hydarthrose, sarcocèle, hernie, cataracte, etc.

Nous n'avons pas la prétention de passer en revue toutes ces lésions, ce serait la moitié de la pathologie. Il serait nécessaire, si on tentait ce travail, d'établir de nombreuses divisions, de classer les foyers, suivant que l'individu est sain ou malade soit d'une affection aiguë, soit d'une affection chronique. Il y aurait une classe pour les diathèses (1) avec de nombreuses subdivisions comprenant : 1° les diathèses proprement dites, arthritisme, goutte, cancer, herpétisme, scrofule, phthisie ; 2° les diathèses par virus, syphilis, morve, farcin, charbon, rage ; 3° les diathèses par intoxication, impaludisme, alcoolisme, mercure, plomb ; 4° les diathèses par lésion viscérale, hémophilie, leucocythémie, scorbut, glycosurie, albuminurie, dégénérescences variées du foie, du cœur, des vaisseaux. Il y aurait aussi une classe pour la menstruation, grossesse, puerpéralité, convalescence, vieillesse.

Cette classification, pour le moment, serait prématurée, mais il est probable que dans la suite elle pourra être faite. Nous n'essaierons donc pas de classer les foyers malades, n'ayant d'ailleurs l'intention de traiter qu'un côté de la question ; il nous semble inutile d'anticiper sur la plus grande compétence qu'auront nos successeurs lorsque le sujet aura été envisagé sous ses différentes faces.

Pour nous, nous n'étudierons que les foyers malades purulents. Nous en ferons deux catégories bien distinctes, suivant qu'ils seront à l'abri de l'air ou qu'ils seront exposés à l'air. Dans la première catégorie deux divisions : 1° abcès chauds ; 2° abcès froids et cavité puru-

(1) Berger. Thèse d'agrégation. 1875.

lente enkystée par une membrane préexistante ou de nouvelle formation.

Nous aurons à considérer dans des chapitres séparés; 1° la nature de la blessure et du foyer; 2° la température et les accidents consécutifs à la blessure; 3° les moyens thérapeutiques dont nous disposons contre ces accidents.

Ce travail ayant pour but d'établir un fait, c'est-à-dire les phénomènes qui suivent la blessure d'un foyer purulent, nous ne nous occuperons pas spécialement de la constitution du sujet, nous la ferons certes entrer en ligne de compte pour expliquer la rapidité et la gravité des accidents qui surviennent chez des individus ayant certaines diathèses, mais sans en faire un chapitre à part.

Quant au milieu, nous n'en considérons qu'un seul, celui au milieu duquel nous avons pris les observations que nous allons rapporter, ce sera celui de l'hôpital. On est pourtant en droit de supposer que l'influence du milieu n'est pas aussi considérable dans le développement de la septicémie provoquée par la blessure d'un foyer purulent, que dans le développement de la septicémie spontanée, survenant sans traumatisme et par ce seul fait qu'il y a une plaie. Si la théorie miasmatique peut encore se défendre, faiblement il est vrai, sur le chapitre de la septicémie spontanée, elle tombe complètement devant les faits de septicémie provoquée. Comment, en effet, invoquer des miasmes quand il s'agit de phénomènes septicémiques à éclosion aussi rapide que ceux qui éclatent après la blessure d'un foyer purulent exposé à l'air.

Aussi, avant d'aller plus loin, il nous paraît utile de

dire que nous adoptons complètement la théorie septicémique, telle que l'a formulée M. le professeur Verneuil à l'Académie de médecine en juin 1868. Tout se réduira pour nous à une absorption des produits du foyer par les vaisseaux ouverts du fait de la blessure.

CHAPITRE PREMIER

NATURE DE LA BLESSURE. — NATURE DU FOYER.

Nous avons dit en commençant que la blessure était toute cause amenant l'ouverture de vaisseaux du foyer, elle pourra être accidentelle ou chirurgicale. Cette distinction n'a d'importance que pour les foyers à l'abri de l'air; en effet, pour les autres, le résultat est le même, l'accident ou le chirurgien ouvre des vaisseaux qui sont baignés dans un pus septique.

Voyons donc ce qui se produit dans les foyers à l'abri de l'air, lorsqu'ils seront blessés par accident ou dans un but thérapeutique. Si le chirurgien débride un abcès chaud ou ponctionne un abcès froid, un kyste purulent, une pleurésie purulente, un pus non altéré s'écoule, le sang ne séjourne pas dans le foyer, la désinfection se fait, en un mot il y a peu ou point d'accidents du fait de la blessure. Il en est tout autrement lorsqu'un coup, une chute ont déterminé l'ouverture des vaisseaux dans une cavité close, phlegmon ou kyste.

Il n'y a pas eu il est vrai, à moins que la violence n'ait été considérable, entrée de l'air dans le foyer et nous verrons que l'air est l'agent qui produit la septicité du pus, mais l'oxygène du sang mélangé au pus, suffit pour déterminer des fermentations, et par suite, un pus septique. .

Nous avons alors, dans un foyer dont la paroi interne a été déchirée, des vaisseaux béants et un pus infectieux, l'absorption est inévitable d'autant que la désinfection ne peut se faire puisque la cavité est close ; pour faire une thérapeutique efficace il faudrait débrider. Nous avons eu peu l'occasion d'observer ces sortes de traumatisme, aussi n'en parlons-nous que pour mémoire, notre étude portera sur la blessure chirurgicale.

Celle-ci se fera soit avec l'instrument tranchant, soit avec les caustiques, soit avec l'écraseur linéaire. Les caustiques et l'écraseur linéaire, lorsque cela est possible, devront être employés de préférence lorsque l'on a à blesser des parties vasculaires et très-absorbantes, surtout lorsque l'on doit opérer dans les milieux putrides exposés à l'air ; dans ces cas, les vaisseaux sont immédiatement fermés après leur ouverture, soit par la cautérisation, soit par l'écrasement. Malheureusement nous n'avons pas sur ce sujet un nombre suffisant d'observations pour établir des règles précises. Les blessures faites par l'instrument tranchant (bistouri, trocart) nous occuperont principalement, et nous allons voir leur mode d'action suivant l'espèce de foyers.

Le traumatisme chirurgical se comportera avec les foyers de deux façons; tantôt il amènera une détente subite, la fièvre tombera, la douleur cessera, un sommeil réparateur mettra le malade sur le chemin de la guérison, tantôt au contraire aussitôt que le chirurgien aura touché au foyer, la lymphangite, l'érysipèle, la septicémie, la pyohémie feront leur apparition. D'ailleurs dans les observations que nous rapporterons, on verra ces deux formes relatées en même temps. En effet, sur un malade, on voit au début une première intervention chirurgicale amener un mieux sensible, puis quelques jours après une deuxième intervention être suivie d'accidents formidables. Cela tient à ce que la première fois, le chirurgien agissait sur un foyer contenant seulement du pus simple, sans altération d'aucune sorte,(abcès chaud) que la deuxième fois il blessait un foyer devenu septique par l'action de l'air, d'où vaisseaux ouverts et absorption (foyer exposé à l'air). C'est bien à l'air qu'est due la nocivité du pus), car on a souvent l'occasion d'observer la résorption rapide d'un abcès, même d'un abcès ancien dans lequel le pus est arrivé déjà à un commencement de décomposition évidente, comme le démontre, si l'on vient à l'ouvrir, l'odeur nauséabonde des matières qu'il contient. Cette résorption n'entraîne pas en général d'accidents si le pus n'avait pas reçu l'accès de l'air avant que d'être résorbé. L'action de l'air est bien connue car le premier soin du chirurgien qui se trouve en face d'une fracture compliquée est de boucher la plaie. Si telle est l'action de l'air sur le pus, cette action est encore plus considérable s'il y a mélange de sang et de pus, c'est un fait d'observation.

Entre ces deux modes d'action bien distincts, il en existe un troisième. La blessure des abcès froids n'occasionne souvent pas même le moindre symptôme fébrile, d'autres fois la mort en est la suite.

Les accidents qui suivent la ponction des abcès froids sont bien rares, toutefois il s'en produit et nous en citerons, mais ce n'est pas après la première ponction, c'est après la seconde, la troisième; mais alors le traumatisme ne porte plus sur des foyers à l'abri de l'air, mais bien sur des foyers exposés à l'air, car dès la première opération l'air s'est introduit dans la poche et a commencé son travail délétère. On a pourtant relaté des accidents après une première ponction, nous nous les expliquons ainsi : le foyer a été mal vidé, le trocart du chirurgien a dû blesser la paroi interne, surtout s'il y a eu des manipulations, par suite vaisseaux ouverts, mélange du pus au sang, sous l'influence de l'air qui a pu entrer et de l'oxygène du sang, il y a eu production rapide de matières septiques dans une cavité blessée.

Comme on le voit, toute la question se réduit à une absorption du pus ou de ses principes par les vaisseaux ouverts du fait de la blessure. Pour nous expliquer ce qui se passe, voyons ce que fait la nature pour que l'économie n'absorbe pas les produits infects qui baignent un foyer exposé à l'air. Elle établit une barrière à l'absorption, et cette barrière ce sont les granulations. M. Verneuil l'a parfaitement établi (1) :

« A partir du moment où la plaie est produite, le phénomène réparateur par excellence est la barrière établie entre l'organisme qui veut rester sain et le foyer morbide. Lymphatiques, vaisseaux, aréoles cellulaires se ferment, le rempart néoplasique s'établit par la prolifération conjonctive, la formation de ce rempart est à ce moment le phénomène protecteur par excellence. Les phénomènes destructeurs sont la gangrène moléculaire des éléments anatomiques exposés, d'où formation de matière septique, de plus le sang coule, les exsudats

(1) Congrès médical de Lyon, août 1872.

affluent, le pus se forme ; tous ces éléments exposés à l'air se putréfient et voilà le foyer putride constitué ; mais cela ne fait rien si la matière septique n'est pas absorbée ; on voit des individus porteurs d'ulcères infects qui ont une santé générale parfaite. Ces gens toxifères ne sont pas empoisonnés, pas plus que ne l'est la vipère par sa glande. »

Dans son traité de pathologie externe Billroth dit : « Les matières putrides ne traversent pas les surfaces bourgeonnantes bien organisées et intactes, ainsi si l'on panse une plaie bien bourgeonnante chez un chien avec de la charpie trempée dans le liquide le plus fétide, il n'y aura pas de résorption. Mais si on blesse la plaie, si le sang coule ou si des lymphatiques sont ouverts l'absorption se fera. Ce serait par les lymphatiques que se ferait l'absorption ». « C'est en maintenant les bourgeons intacts que le pansement ouaté est utile, malgré la quantité de pus infect qu'il contient. Il ne se produit pas d'accident, parcequ'il soustrait la plaie à l'action irritante de l'air, parce qu'il fait une compression régulière, modère l'afflux du sang, maintient une température constante, établit en quelque sorte une chambre d'incubation. Il y a de plus suppression de ces traumatismes microscopiques multiples, immobilisation rigoureuse et tous ses avantages, modification intime de la surface de la plaie. En un mot le pansement ouaté accélère les phénomènes protecteurs et retarde les phénomènes destructeurs. » (Verneuil.)

Les pansements désinfectants soit chlorurés, soit chloralés, soit phéniqués agissent à peu près de la même façon, non comme des filtres dans lesquels l'air laisse ses principes nuisibles, ses germes, ses poussières irritantes, mais en décomposant ces mêmes principes, en tuant ces germes, en neutralisant ces poussières. Cela est si vrai que dès qu'on place sur une plaie un pansement de cette nature, le malade se sent soulagé, on dirait, cela est vrai surtout pour les pansements phéniqués, qu'ils agissent comme des analgésiques locaux. En même temps ils produisent l'obstruction des vaisseaux soit lymphatiques, soit sanguins qui sont ouverts. Mais il faut que ces pansements soient faits d'une certaine façon. Voici par exemple comment M. Verneuil comprend le pansement phéniqué : On met sur la plaie de petites carrés de mousseline de manière à tapisser toutes les anfractuosités, par dessus plusieurs couches de charpie, on recouvre le tout de ouate et de compresses longuettes. La mousseline, la charpie sont imbibées d'un mélange d'eau et d'alcool phéniqué. Toutes les deux heures on fait des pulvérisations sur la plaie, pour cela on enlève avec précaution tout le pansement sauf les carrés de mousseline, de cette façon les bourgeons charnus ne sont pas blessés.

Voilà pour les foyers exposés à l'air. Ainsi la nature oppose les granulations aux phénomènes d'absorption.

Dans les foyers de nature franchement inflammatoires non exposés à l'air il n'y a pas de granulations qui indiquent un travail réparateur, on n'observe que des phénomènes de vascularisation et d'exsudation, exprimant l'effort que fait la nature pour chasser la cause irritante, si le chirurgien intervient, il aide la nature en donnant issue à un pus bénin à un pus récent, qui peut bien être absorbé ; mais nous savons que l'injection de ce pus dans les veines ne détermine qu'une fièvre traumatique.

Dans les abcès froids le pus est bénin, son injection ne détermine souvent aucune réaction, il agit comme une substance inerte, il est bien entendu que nous parlons d'abcès froids n'ayant subi aucune opération. A son absorption, la nature oppose la membrane enkystante qu'il faudra prendre bien garde de blesser, car si le pus d'abcès froid ne produit pas d'accident, il change rapidement de nature, après la ponction surtout si la paroi interne a été blessée et que du sang ait été épanché dans la cavité.

CHAPITRE II.

ACCIDENTS CONSÉCUTIFS A LA BLESSURE D'UN FOYER PURULENT.

Nous allons étudier rapidement les différents accidents qui peuvent survenir à la suite de la blessure des foyers malades. Pour nous, ils dépendent tous d'une infection du sang qui, agissant sur un système plus particulièrement et suivant la constitution du sujet produira soit la fièvre septicémique et l'embarras gastrique, soit l'herpès ou l'érysipèle, soit le spasme traumatique ou la névralgie traumatique précoce, soit la septicémie, soit l'infection purulente.

Tous ces accidents surviennent à la suite d'un traumatisme, mais ils surviennent bien plus certainement quand on vient de blesser un foyer, Leur nature est la même, mais la marche est singulièrement modifiée. Il n'y a plus de période d'invasion, tout au plus quelques prodomes et l'affection éclate subitement. Le pronostic prend aussi dans ces conditions un caractère plus grave.

Ces maladies proviennent de la résorption de substances dont les unes sont le produit de la mortification des tissus à la surface de la plaie et dont les autres se forment directement pendant les processus inflammatoires traumatiques ou spontanés.

Elles présentent une longue série de phénomènes généraux et locaux, de forme et d'intensité variables, suivant la quantité de substances putrides, la puissance de leurs qualités délétères et les conditions particulières de la lésion des tissus. S'il n'y a qu'une petite quantité de substance putréfiée absorbée, elle est éliminée rapidement par les sécrétions naturelles, urines, sueurs, suc intestinal, et il n'y a alors qu'une fièvre septicémique simple avec embarras gastrique. Si la quantité absorbée est plus considérable il y a des phénomènes locaux et généraux. Soit un phlegmon circonscrit lorsque les produits septiques ne pénètrent qu'à une faible profondeur dans le tissu cellulaire où il est arrêté par une exsudation de lymphe plastique ; soit un phlegmon diffus lorsque la matière septique est trop abondante pour être arrêtée ; soit un phlegmon gangréneux quand la vitalité des tissus est détruite. Quant aux phénomènes généraux, on aura un érysipèle lorsque le poison pénétrera dans le réseau lymphatico-veineux soit une lymphangite avec adénite, s'il avance dans les vaisseaux lymphatiques en amenant l'inflammation de leurs parois et des ganglions, soit une phlébite s'il pénètre dans les veines, soit une septicémie ou une infection purulente suivant que l'infection générale est plus ou moins rapide. Le plus ou moins de gravité de ces manifestations sera dû à la qualité et à la quantité du poison absorbé, à la résistance du sujet et aux conditions locales d'absorption. Il y a, en effet, des cas dans lesquels les vaisseaux ouverts par la lésion se ferment avec une telle rapidité qu'il n'y a aucune fièvre.

Nous allons rappeler ce qui a été dit sur les parties nocives du pus. « Existe-t-il un poison traumatique? Quelle est sa nature? L'existence de ce poison est incontestable, elle est mise hors de doute, d'abord par les expériences de Sédillot, puis par les recherches plus concluantes encore d'Otto Weber, Billroth, Virchow. Sédillot injectait dans les veines des animaux la matière sécrétée par les plaies, il produisait ainsi une pyohémie artificielle, on pourrait objecter que les accidents produits étaient le résultat de l'altération du sang par le pus et de la dissémination de cet agent par le torrent circulatoire. Mais en pratiquant des injections dans le tissu cellulaire les expérimentateurs allemands ont fait justice de cette objection et prouvé péremptoirement qu'il se forme dans les plaies une substance virulente toxique, indépendante du pus. » (Verneuil)

O Weber a établi que: 1° le pus, la sérosité du pus, la sérosité putride, la sérosité même filtrée sont pyrogènes et cela dès leur introduction dans l'économie;

2° Cette élévation de la température est indépendante de l'influence locale; 3° Il se produit une élévation de température même dans les inflammations traumatiques ne suppurant pas; 4° le sang dans les fièvres inflammatoires reçoit par les matières provenant du foyer non-seulement des propriétés pyrogènes, mais encore phlogogènes. 5° Il y a donc entre l'élévation de la température, la fièvre et la pénétration dans l'économie de substances irritantes un rapport constant. Cela est surtout vrai dans la blessure des foyers malades.

Des expériences souvent contradictoires des auteurs, il reste un fait acquis, c'est que les substances quelles qu'elles soient, injectées dans le sang déterminent dans les trois heures qui suivent une élévation de température, qu'avec certaines substances très-putrides et très-irritantes l'élévation de température se produit plus vite et plus accentuée, qu'elle est moindre avec des matières inertes. Les mêmes expériences établissent que les animaux antérieurement fébricitants sont plus disposés à subir une élévation de température sous une influence quelconque.

De plus, la désassimilation engendre incessamment des produits septiques; s'ils n'empoisonnent pas à l'état physiologique, cela tient, non à leur qualité mais à leur quantité. L'inanition, la fièvre, le diabète, l'albuminurie font que l'individu se consomme lui-même ; les produits de désassimilation, produits septiques s'accumulent dans son sang, aussi, s'il vient à être blessé sera-t-il exposé à la septicémie. Dans un foyer, l'augmentation d'activité du processus nutritif amène une oxydation plus active. Au contact de l'air, ces produits oxydés unis au plasma exhalé et au sphacèle moléculaire du foyer morbide constituent un pus infectieux qui est absorbé d'autant plus vite, si on blesse le foyer, que la région est plus absorbante.

La septicité du pus est-elle due aux composés chimiques : ammoniaque, carbonate et sulfhydrate d'ammoniaque, leucine, tyrosine, hydrogène sulfuré, qui sont toxiques à l'état pur ? Est-elle due aux organismes inférieurs, bactéries, vibrions ? Est-elle due au passage de la matière organique par des intermédiaires moléculaires qui la rendent tantôt septique, tantôt indifférente avant d'avoir atteint sa complète décomposition ? Autant de questions qui restent encore sans réponse décisive. Qu'il nous suffise de savoir que la fièvre septicémique, la lymphangite, l'érysipèle, la pyohémie ne sont qu'une même affection, la septicémie, portant des noms différents suivant sa gravité ou suivant son siége. Il faudrait y joindre le spasme traumatique, , le zona, la douleur, et peut-être le tétanos ? Cette septicémie est due à la résorption d'un poison placé dans le foyer, elle sera d'autant plus active que la région sera plus absorbante, et que le sujet sera fébricitant.

Cette résorption se fait-elle par les vaisseaux lymphatiques ou les vaisseaux sanguins, où bien par les deux ?

Nous pensons que cette dernière opinion est la vraie. Si on s'en tenait à l'absorption par les veines, comment se rendre compte de la lymphangite, de l'érysipèle. D'un autre côté, comment expliquer les phlébites, les infarctus, si on est exclusif en faveur des vaisseaux lymphatiques.

Tout ce chapitre n'a pu rouler que sur la blessure des foyers malades exposés à l'air, puisque ce sont les seuls, généralement, qui entraînent des accidents.

Pour résumer, nous dirons :

Il n'y aura certes pas d'accidents chaque fois que l'on blessera un foyer purulent, mais chaque fois il se produira une modification locale soit dans l'état local, soit dans l'état général. Dans les foyers purulents non exposés à l'air et de nature franchement inflammatoire, c'est-à-dire non symptomatiques d'une diathèse, il n'y a rien de plus salutaire qu'une ou plusieurs incisions, le pus trouvant à s'écouler ne comprime plus les parties molles qu'il tendait à sphacèler, les phénomènes inflammatoires cessent, et avec eux la fièvre ; il pourra pourtant se produire une légère fièvre traumatique du deuxième au quatrième jour. Mais à partir de ce moment nous avons un foyer purulent exposé à l'air, il y a des granulations qui vont naître et qu'il faudra éviter de blesser sous peine d'accidents septicémiques.

Dans les foyers purulents non exposés à l'air comprenant les abcès froids et les collections purulentes enkystées, soit par une membrane de nouvelle formation, soit par une membrane préexistante, le chirurgien intervient toujours avec prudence, il fait une blessure aussi petite que possible, mais malgré cela la nature du liquide va changer et à partir de ce moment on a un foyer qui a subi l'action de l'air dont la blessure entraînera les accidents variés de la septicémie. La manifestation septicémique variera surtout avec la qualité du pus, avec la quantité absorbée. La diathèse déterminera la fréquence de tel ou tel accident, ainsi que M. Verneuil (1) l'a établi pour certaines d'entre elles.

D'autres fois la septicémie retentira sur un point de moindre résistance, enfin elle acquerra une gravité exceptionnelle chez certains diathésiques.

CHAPITRE III.

MOYENS THÉRAPEUTIQUES.

La prophylaxie, aura la plus grande part dans ces moyens, il faut éviter de produire des accidents septicémiques, car on ne sait lesquels vont se produire.

(1) Société de Biologie, 3 mai 1873. — Archives de médecine, août 1874.

M. Verneuil a montré que l'on pouvait bien enrayer la septicémie, tant qu'elle s'en tient aux manifestations moindres, mais nous sommes complètement désarmés lorsqu'elle se traduit par la forme aiguë ou la pyhoémie, la maladie est à peine constatée que le malade est mort, on n'a pas le temps d'agir. Il faudra donc, chaque fois que l'on sera en face d'un foyer purulent septique connaître la constitution du sujet, peser les chances bonnes et mauvaises et n'agir qu'à bon escient en connaissant le pronostic.

Il est certain que les blessures faites sur des foyers septiques sont souvent commandées, mais il est certain aussi que l'on occasionne des troubles généraux, une fièvre intense, aussi est-il prudent de prendre les précautions nécessaires pour que l'absorption soit aussi faible que possible, de plus, si les accidents que l'on peut occasionner ne sont pas en rapport avec l'affection il faudra s'abstenir.

Je ne puis mieux faire que de rappeler ce que disait M. Verneuil en 1866, dans une séance de l'Académie; il s'agissait des diabétiques : « J'ai refusé d'opérer lors même que l'indication semblait posée, je crois avoir sagement fait, et je vais même jusqu'à dire : Doit-on pratiquer des incisions et des débridements? J'ai remarqué que ces incisions donnent lieu à des pertes de sang et par suite à un affaiblissement des malades qui favorise les aggravations consécutives. » C'est surtout chez les diathésiques viscéraux que l'hésitation aura lieu, car outre le foyer il y a un organisme malade que l'on blesse. Les chirurgiens les plus distingués hésitent à faire l'opération de la cataracte chez les diabétiques.

La prophylaxie consistera si l'on agit sur un foyer à l'abri de l'air : 1° A se servir d'instruments d'une propreté rigoureuse; pour cela on les lavera dans un liquide désinfectant, on les chauffera de manière à détruire les germes; 2° A faire l'opération le plus complètement et le mieux possible de manière à ne pas y revenir. 3° A éviter l'entrée de l'air dans les foyers que l'on traite par la ponction; 4° A désinfecter la plaie si le foyer a été ouvert largement. — Si le foyer est exposé à l'air, toute la thérapeutique se réduit, si l'on est obligé de le blesser, à une désinfection rigoureuse. — A l'intérieur on donnera des toniques. Le sulfate de quinine donne d'excellents résultats dans certains accidents, tels que la douleur, le spasme traumatique, la fièvre septicémique, les hémorrhagies.

Ce chapitre est traité d'une manière très-incomplète, nous n'avons eu l'intention que de l'indiquer.

DEUXIÈME PARTIE

La deuxième partie de ce travail est consacrée à relater et à étudier un certain nombre d'observations presque toutes personnelles et recueillies à la Pitié dans le service de M. le professeur Verneuil.

Ce sera la partie intéressante de cette étude; grâce au nombre, relativement considérable, d'observations qui seront rapportées, nous pourrons établir que le traumatisme des foyers pathologiques détermine des accidents de nature septicémique. Tel est notre but. Quant à savoir quel est le rapport qui existe entre le foyer, la constitution, la blessure et la gravité de l'accident, nous ne pourrons encore nous prononcer. D'autres viendront, approfondiront le sujet et tireront des conclusions plus précises; notre rôle est plus modeste, nous cherchons à établir un fait, si nous y parvenons nous serons satisfait.

Je commencerai par une leçon de M. Verneuil. C'est à la suite de cette clinique que nous demandâmes à notre cher maître de nous confier ce travail.

Dans sa clinique du 14 décembre 1874, le professeur passant en revue les malades de son service en signalait particulèrement cinq à son auditoire :

Obs. I. — Femme opérée le 7 de kéloïde cicatricielle, le soir élévation de la température, herpès à la lèvre. — Sulfate de quinine pendant trois jours, suivi d'un abaissement thermométrique.

Le 12 elle avait 37°. — Le 13, malaise, soif, fièvre sans rougeur ni ganglion, 40°6. — Le 18, on constate un érysipèle. Il y a deux ans une première opération avait été suivie du même accident.

Chez cette femme l'opération faite sur un tissu malade amène à deux reprises un érysipèle.

Obs. II. — Homme opéré d'une tumeur mélanique de la face et d'un ganglion de même nature : malaise, état saburral.

Le lendemain 40°5, rougeur de la face, vésicules d'herpès, érysipèle.

Comme dans le cas précédent la blessure du tissu malade amène l'érysipèle.

Obs. III. — Vieille femme ayant une plaie de tête avec fusée purulente sous le péricrâne. Peau décollée. On passe un drain, celui-ci se déplace ; la sœur le remet, mais le pus qui sort est teinté de sang. — Le soir malaise, rougeur, frisson, 40°. — Pyohémie le lendemain.

Obs. IV. — Homme paralytique général, entré pour des brûlures au 4e et 5e degré. On lui ampute l'avant-bras, la température s'élève le soir même et prend rapidement une marche irrégulière, frisson, pyohémie.

Obs. V. — Jeune homme entré à l'hôpital pour une fracture du pouce avec plaie ; il se déclare un phlegmon qu'on ouvre. — Il y a une hémorrhagie consécutive, 40°. — Le lendemain accès de douleur, 39°2. — On constate une collection purulente dans la gaîne de l'artère radiale, on l'incise, 37°. — Quelques jours après la face est terreuse, 40°. — Foyer fluctuant à la paume de la main, on le draine; la température s'abaisse. Chez ce malade, il y avait tous les trois jours une élévation du thermomètre. — Nous avons deux points à considérer dans cette observation : d'abord l'hémorrhagie consécutive, celle-ci, quoique spontanée, joue dans l'espèce le même rôle qu'une hémorrhagie déterminée par la blessure d'un foyer exposé à l'air, aussi immédiatement, 40°, Fièvre traumatique due àl'absorption des principes nuisibles du pus par les vaisseaux ouverts. D'un autre côté nous avons l'effet local se traduisant le lendemain par des poussées successives de nature inflammatoire, dues au mélange essentiellement septique de pus et de sang dans une plaie anfractueuse et dans une région disposant aux fusées purulentes, les incisions en ont raison et font tomber la température.

C'était comme on le voit une clinique bien-intéressante. A côté de la blessure d'un foyer malade renfermant un pus infectieux et suivi d'une pyohémie ou d'une fièvre septicémique, on étudiait les opérations faites sur des tissus anormaux (cicatriciel, mélanique, enflammé chez un paralytique général) aboutissant à l'érysipèle et à la pyohémie. Puis, comme contre-partie on voyait les blessures successives de foyers inflammatoires, chez un homme d'ailleurs bien portant, abaissant la température.

Il nous reste une soixantaine d'observations; nous les grouperons suivant la nature de l'affection qui a suivi la blessure du foyer. Nous commencerons par étudier un certain nombre de cas de foyers non exposés à l'air, leur blessure n'est suivie le plus souvent d'accidents d'aucune sorte. Il en est de même des opérations faites largement, de manière à ce que le couteau ne porte que sur les parties saines.

Obs. VI. — Femme de 28 ans, entrée le 20 mars 1875. — Abcès froids ganglionnaires faisant complètement le tour du cou. On fit quatre petites incisions le 21 ; dès le 25, réunion par première intention. Pas de fièvre.

Obs. VII. — Femme de 20 ans, entrée le 26 janvier 1875. — Abcès ossifluent de la paroi thoracique gauche, survenu à la suite d'un coup, étant enceinte. Pas d'antécédents scrofuleux. On passe un drain le 1er février. Injections phéniquées répétées. La fièvre qui est survenue le 2 doit être attribuée à ce que le drain s'était bouché.

1er février.	Matin	36,4	Soir	37,7	3 février.	Matin	37,2	Soir	38,9
2 —	—	37,3	—	38,9	4 —	—	37,4	—	37,2

Obs. VIII. — Homme de 36 ans, entré le 13 avril. — Abcès ossifluent à la région lombaire venant de la colonne vertébrale. Amputé il y a deux ans pour une tumeur blanche de l'articulation tibio-tarsienne; cette opération enraya une tuberculisation pulmonaire rapide. Drainage le 4 juin. Désinfection au chloral trois fois par jour. Peu de réaction.

4 juin.	Matin		Soir	37,4
5 —	—	37,6	—	38
6 —	—	37,3		

Obs. IX. — Homme de 19 ans, entré le 27 mai. — Scrofuleux, spina ventosa de la première phalange du pouce avec fistule et séquestre. On passe un drain à travers la cavité osseuse. Injection iodée. La réaction a été un peu plus forte dans ce cas; cela tient-il à l'injection iodée ou à la lésion osseuse?

23 juin.	Matin		Soir 38,8	25 juin.	Matin 37,5		Soir 38,4
24 —	—	37,9	— 38,2	26 —	—	36,6	

Obs. X. — Femme de 50 ans, entrée pour un abcès de la fosse iliaque. — Drain le 23 mars 1876. On trouva des bactéries dans le pus. Leur influence a été nulle.

23 mars.	Matin 37,4		Soir 37
24 —	—	36,5	— 37,6
25 —	—	37,1	

Obs. XI. — Femme vigoureuse de 18 ans, entrée le 1er avril 1876. — Abcès ganglionnaire du cou à la suite d'un coup de fouet, il y a trois ans. Ponction et injection iodée le 3. Aucune réaction. Deux jours après, la malade sortait de l'hôpital.

Dans les six observations qui précèdent, nous voyons la ponction ou le drainage d'abcès froids survenant chez des sujets scrofuleux ou bien portants, n'amener aucun résultat fâcheux. Il est reconnu que le pus de ces sortes de foyers est très-bénin. De plus, chez les scrofuleux, la réaction est médiocre, est-ce par suite de l'obstruction des lymphatiques sous l'influence de l'inflammation chronique?

Obs. XII. — Femme de 46 ans, entrée le 17 mars 1876. — Abcès sous-périostique du haut de la cuisse. On passe 2 drains le 18, injections répétées d'eau phéniquée. Dès l'ouverture du foyer, la température qui était la veille de 39°,8 a commencé à baisser.

17 mars.	Matin		Soir 39,8	20 mars.	Matin 37,3		Soir 38,4
18 —	—	38,4	— 38,4	21 —	—	36,2	— 37,8
19 —	—	38,7	— 38,6				

Obs. XIII. — Jeune homme de 16 ans, entré le 12 janvier 1875. Abcès sous-périostique à la partie supérieure de l'humérus. Accidents généraux graves. Opéré le 13. On passe deux drains. Injections phéniquées toutes les deux heures. Dès le lendemain, amélioration considérable; les accidents généraux cessèrent. Il se fit une fusée vers le coude, on passa un drain le 21, le malade revint peu à peu à la santé.

Ces deux observations et un grand nombre de cas de phlegmons que nous pourrions citer montrent l'effet salutaire du débridement de ces foyers.

Obs. XIV. — Jeune homme entré le 26 mai pour une plaie de tête. Pansement ouaté. Tout se passe bien. Le 30, on enlève le bandage avec beaucoup de soin, on ne fit pas saigner la plaie. Dans la soirée, frissons, malaise, nausées, 39°5. La plaie a un mauvais aspect, la peau est soulevée. On constate une fusée purulente. Elle ne datait évidemment pas de trois ou quatre heures; elle s'était formée sous la ouate, mais les phénomènes de fièvre et de douleur ne se sont manifestés que lorsque le foyer a été au contact de l'air. Sous la ouate, il s'était comporté comme un abcès froid : à l'air il s'est conduit comme un abcès froid ponctionné; on fit couler le pus par des pressions, avec des injections, tout revint dans l'ordre. L'effet de l'air est évident, la septicité du pus s'est montrée d'emblée; si en enlevant le pansement ouaté, on n'avait procédé avec grande modération, on eût eu certainement des accidents.

Obs. XV. — Homme de 20 ans, enchondrôme énorme ayant débuté il y a un an à la partie inférieure du péroné droit. Anémique. Foie gros. Amputation le 19 juillet au 1|4 supérieur de la jambe. Le 22, hémorrhagie de la poplitée annoncée par des douleurs dans la plaie. Les parois de l'artère étaient malades, comme une partie des tissus sur lesquels on avait été obligé d'opérer. On n'essaya donc pas de lier de nouveau la poplitée, il eût fallu de plus opérer dans un milieu tout à fait putride ; le lambeau externe était sphacélé. On fit la ligature de la fémorale. Il y eut une fièvre traumatique assez forte, mais c'était la fièvre traumatique classique due au choc produit par l'opération.

19 juillet.	37,9 — 36,4 — 37,7	22 juillet.	35,9 — 37,8 — 37,6
20 —	37,9 — 38,2 — 38,7	23 —	39,3 — 40,1 — 40,2
21 —	39,2 — 38,4 — 38,6		

On verra par l'observation XLIX l'utilité d'avoir pu faire la ligature en dehors du foyer. C'est pour cela que nous rapportons ce cas.

Obs. XVI. — Femme de 46 ans, entrée le 14 janvier 1875. Kyste de l'ovaire droit. Opéré trois fois avant son entrée. Le 30 janvier, ponction; on retire dix litres d'un liquide puriforme, lavage de la poche à l'eau tiède. Injection iodée.

30 janvier.	37 — 38,4 — 38,6	1er février.	38 — 38,2
31 —	38,4 — 38,7 — 39,1	2 —	37,4 — 38,2

Le soir le thermomètre montait de 1°6. Douleur vive, on lui fit quatre autres ponctions à différents intervalles. Mort le 20 mai. Rupture du kyste par ramollissement. Le liquide qui était citrin à la première ponction était devenu de plus en plus purulent. Reins et foie amyloïdes.

Obs. XVII.— Femme de 25 ans, entrée le 14 mars 1876. Kyste hydatique du lobe gauche du foie. Première ponction quelques jours après son entrée; il s'écoule un liquide comme de l'eau de roche. Deuxième ponction le 12 avril, le liquide a changé, il ressemble au liquide de l'hydrocèle. Insomnie. Douleurs. Vomissements. Cette observation complète la précédente.

Dans toute espèce de ponction il faut faire l'évacuation aussi complète que possible; c'est une ponction évacuatrice et non exploratrice qui doit avoir lieu. Les manipulations doivent être évitées, afin de ne pas blesser une paroi du kyste contre la pointe du trocart. Il s'épancherait alors du sang qui formerait avec le liquide de la poche et l'air un produit septique. Il est à remarquer qu'à chaque nouvelle ponction le liquide change de nature et tend à devenir purulent. Nous pouvons conclure de là que les thoracentéses que l'on pratique si légèrement dans quelques services ne sont pas sans inconvénient et que des pleurésies purulentes peuvent leur être attribuées.

Obs. XVIII. — Femme de 26 ans, fraîche, forte, entrée le 23 mars 1875. Abcès froid de la partie supérieure de la cuisse droite.

Première ponction, aucun accident. Deuxième ponction le 5 mai, on lave la poche avec de l'eau tiède, une partie y reste. Le 6, à trois heures du matin, vomissement porracé, anxiété, diarrhée, algidité. Pas d'empâtement ni de ballonnement du ventre. Le 7, à 9 heures du matin, mort. L'abcès était dû à une ostéo-arthrite de la cinquième vertèbre lombaire. Cavernes anciennes aux deux sommets. Granulations miliaires dans les deux poumons, la mort a eu lieu par asphyxie. Ainsi une opération insignifiante avait amené la mort en retentissant sur un point taré, que l'aspect de santé de la malade avait fait négliger d'inspecter. La deuxième ponction a blessé un foyer purulent devenu putride par la première ponction, il y a eu une absorption qui a porté toute son action sur un organe déjà malade.

5 mai.	Matin		Soir	37,6
6 —	—	39,4	—	38,4
7 —	—	39,2		

Obs. XIX. — Femme de 25 ans, syphilôme rectal ulcéré; on lui fit, le 4 novembre 1874, la rectotomie. Les deux premiers jours, fièvre; le troisième jour élancement dans la partie malade. Cette femme a eu rhumatisme avec péricardite, il y a neuf ans. Elle fut soignée à Lariboisière. Depuis cette époque, légère poussée rhumatismale de temps en temps. Aujourd'hui pouls petit, irrégulier. Frottement à la pointe du cœur. Il y a eu un rappel de diathèse sous l'influence de l'opération. Cette péricardite ne pourrait-elle être attribuée à un léger degré de septicémie ayant agi comme dans le cas précédent sur un organe prédisposé. Cette septicémie serait due à la lésion d'un tissu pathologique dans une région sans cesse en contact avec des matières fécales, et chez une femme qui depuis longtemps était dans un état de dépérissement.

Obs. XX. — Dans son travail sur l'extirpation du rein (1), M. Nepveu s'exprime ainsi : Chez la deuxième opérée de Simon, la plaie donnait un peu de pus et le ligatures tombèrent du 11e au 16e jour. Ce n'est qu'à la suite d'un examen de la plaie avec le doigt que cette

(1) Extrait des Archives générales de médecine, n° février 1875.

femme fut prise au 21e jour d'un violent frisson et d'accidents de péritonite diffuse.

Obs. XXI. — Femme de 59 ans, entrée le 30 mars 1875. Fistule du maxillaire supérieur gauche communiquant avec le sinus maxillaire, avec fongosités épithéliales. Opération incomplète le 5 avril, T° 36°8—38°6. Lavages répétés de la cavité. Le 14 mai, on nettoie de nouveau le foyer. T° 37°2—38°8. Le 4 juin, troisième opération, on résèque la paroi externe du kyste

4 juin.	Matin	36,8	Soir	38,3
5 —	—	36,9	—	38,4
6 —	—	37,9	—	38,2

Après chacune de ces opérations, on fit avec le plus grand soin des injections détersives. La fièvre septicémique, qui s'était montrée chaque fois le soir même, était tombée le lendemain pour les deux premières, et le surlendemain pour la troisième.

Obs. XXII. — Homme de 27 ans, entré le 12 avril 1875 dans le service de M. le professeur Lasègue. Pleurésie purulente. Ponction il y a huit jours. Empyème le 30 avril, faite au bistouri par M. Verneuil. Lavages soignés et répétés. La fièvre septicémique fut faible et cessa rapidement. Guérison prompte. Le sujet était vigoureux.

30 avril.	Matin	37,6	Soir	38,2
1er mai.	—	37,6	—	38

Obs. XXIII. — Homme de 26 ans, entre le 6 février 1875 dans le service du professeur Lorain. Pleurésie purulente, symptomatique de tubercules. Une ponction faite avec l'aspirateur ne produisit aucun effet, l'écoulement se faisait mal; M. Verneuil fit l'empyème le

5 avril au galvano-cautère, afin d'éviter l'inoculation d'un pus très-putride et de ménager le sang d'un homme affaibli. Toutefois la fièvre fut intense et la mort arriva le 9. Depuis le 7, les lavages étaient devenus impossibles. A l'autopsie, périhépatite, tubercules, adhérences de la plèvre.

Dans ces deux cas l'empyème était pratiqué sur des sujets bien différents, l'un fort, l'autre affaibli par une phthisie. Chez ce dernier, l'emploi du galvano-cautère eût dû préserver le malade de l'inoculation du pus, véritable poison contenu dans la plèvre, il n'en fut rien, la rapide ascension du thermomètre l'indique; de plus les lavages très-insuffisants permirent à l'absorption de se faire facilement.

5 avril.	Matin 38,8	Soir 39,2	
6 —	— 38,8	— 40,6	
7 —	— 38		

Obs. XXIV. — Femme de 39 ans entrée le 29 juin. Rétrécissement syphilitique du rectum. Pus. Rhumatisante. Opérée le 16 au galvano-cautère, mais on ne put aller jusqu'aux limites du mal. Nombreuses fistules anciennes. Malaise. Insomnie. Douleurs. Etat saburral.

16 juillet.	Matin 36,6	Soir 40,2
17 —	— 39,6 — 39,2	— 38,7
18 —	— 37,9	— 37,9

La fièvre septicémique fut très-forte, il y eut une brusque élévation de 3°6. Cela tient non-seulement à l'opération faite sur un tissu malade, labouré de fistules, en contact avec du pus, des matières fécales; il faut faire entrer ici un autre facteur, la diathèse rhumatismale.

Obs. XXV. — Femme de 47 ans, entrée le 16 juin. Rhumatisante. Kyste de la synoviale du poignet. On tente, à différentes reprises et inutilement, des applications irritantes. Le 23, on passa un drain. La fièvre septicémique et la douleur furent très-prononcées chez cette malade ; comme chez la précédente, cela tient à la diathèse.

23 juin.			37,4	27 juin.	38,4		— 38,2
24 —	39,4	— 40,4	— 40,1	28 —	37,8	— 39,4	— 38,7
25 —	37,6		40	29 —	37,4		38,7
26 —	39	— 39,4	— 39,4				

Il y eut une lymphangite le lendemain de l'opération, ce qui est assez commun et tient à la même cause, l'arthritisme.

Obs. XXVI. — Homme de 49 ans. Lymphosarcome du cou. L'opération exigée par le malade, qui voulait se suicider, fut très-pénible, tout le système ganglionnaire était pris. Une partie de la parotide et de la glande sous-maxillaire fut sacrifiée. La carotide primitive fut dénudée. La jugulaire interne fut liée. On perdit beaucoup de sang.

23 juin.	37,7	— 37,3	— 38,8	25 juin.	38,6 —		— 39,3
24 —	38,4	— 38,6	— 39,2	26 —	38,6	— 38,8	— 39,3

La température, qui était normale avant l'opération, commença à monter aussitôt après, sous l'influence de l'absorption du pus séjournant dans une région anfractueuse et sous l'influence de la blessure de ce foyer pathologique. Cette fièvre dura jusqu'au 8 juillet ; ce jour-là, à cinq heures du matin, hémorrhagie de la carotide. Forcipressure. Mort le 9, par anémie du cerveau, due à la petitesse des communicantes postérieures ; de plus, il y avait des noyaux de récidive dans le lobe droit du cerveau. L'opération a accéléré la marche de la maladie. Elle a occasionné, par l'absoption de substances putrides, absoption rendue plus active par la perte du sang, une fièvre qui a empêché la carotide de se recouvrir de bourgeons charnus, et, par suite, a amené l'hémorrhagie et la mort.

Obs. XXVII. — Femme de 34 ans, entrée le 18 janvier 1876. Ostéite et nécrose de l'ischion. Syphilitique. Opérée le 29 janvier. Résection et cautérisation de l'ischion.

29 janvier.	37,9 —	40,2 —	39,7
30 —	38,7		39,6
31 —	38,6		38,9

Deux ou trois heures après l'opération, la température était montée de 2°. Insomnie. Etat saburral. Céphalalgie.

Obs. XXVIII. — Homme de 43 ans. Charpentier. Entré le 20 janvier 1876. Tumeur encéphaloïde développée dans la synoviale de la gaîne des péroniers. Le diagnostic fut : gros ganglion de la gaîne des péroniers ; il y en avait un petit de l'autre côté. Le 28 janvier, on mit dessus de la pâte de Vienne. Le 7 février, l'eschare ne se détachant pas et le malade éprouvant de vives douleurs, le professeur Verneuil l'incisa ; il sortit un sang fétide et en grande quantité. Malgré la désinfection, la température monta de 2° 4. Inappétence, nausées, céphalalgie, pas de lymphangite. La tumeur étant triplée de volume ; le 13, on extirpa le mal au galvano-cautère. Le 12 avril, le malade sortait en bon état.

7 février. 10 heures,	38,3		7 février.	4 heures,		39,2
11 —	38,4		—	5	—	39,7
— 12 —	38,8		—	6	—	40
— 1 —	39,3		—	7	—	40,1
— 2 —	39,5		—	8	—	40,4
— 3 —	39,4					

L'incision de l'eschare eut lieu à 9 heures du matin; presque aussitôt le thermomètre commença à monter. On voit aussi l'influence de l'irritation d'un tissu morbide par l'augmentation rapide de la tumeur.

Obs. XXIX. — Homme de 36 ans, entré le 5 avril 1876. Abcès de la bourse séreuse sous-trochantérienne. Ponction le 11; on voulait évacuer le foyer, mais le pus était si visqueux qu'il ne pouvait couler. N'ayant pas de trocart assez gros, M. Verneuil remit au lendemain 12, le drainage.

11 avril.	Matin	37,8	Soir	38
12 —	—	37,6	—	39
13 —	—	38,7		

Après la ponction, le thermomètre n'a pas monté; la temp. indiquée est celle que le malade avait les jours précédents. Mais le lendemain on agissait sur un foyer blessé et qui avait reçu le contact de l'air; aussi, une brusque ascension (1° 5) se manifeste avec petits frissons, céphalalgie, insomnie, etc., accompagnements marqués de la fièvre traumatique.

Obs. XXX. — Femme de 39 ans, entrée le 6 mars 1875. Maigre, pâle, cachectique, rhumatisante. Cancer ulcéré du sein droit, puant, saignant, avec engorgement ganglionnaire, sans douleur. Les viscères paraissent en bon état. On l'opéra, sur ses instances, en prenant toutes les précautions pour que le suc de ce foyer ne coula pas sur la plaie. Désinfection. Pansement phéniqué. T° 359-37,2. Le lendemain, 36°8-38,7. Douleurs avec herpès de la plaie. La fièvre a été assez forte avec douleurs, ce qui est l'habitude chez les rhumatisants.

Obs. XXXI. — Homme de 21 ans, entré le 6 décembre 1874. Plaie d'apparence peu grave, située au dos de la main, dans le 1er espace intérosseux. Bientôt le malade fut pris de malaise, on constata une fusée purulente. Dans la nuit du 19, hémorrhagie. Le 20, deuxième hémorrhagie. Le 21, troisième hémorrhagie. A chaque fois, on fit le tamponnement. La fusée purulente avait déterminé une fièvre assez forte à laquelle était due la dégradation du caillot qui obstruait l'artère. Une hémorrhagie secondaire est toujours précédée de fièvre, de douleur dans la plaie. Le 21, on alla à la recherche de l'artère dans la tabatière anatomique, on mit des pinces à pression continue sur les deux bouts. L'opération fut très-laborieuse dans ce foyer profond rempli de pus. A 2 heures, T° 39°. Le soir, T. 40° 2. 22 décembre, 40°, 39°4, 39°8. On pourrait penser que ce sont les pinces laissées à demeure qui ont agi comme corps étrangers et produit l'élévation de la température, il n'en est rien; car, le 23, elles y étaient encore, et le thermomètre a commencé à baisser. C'est bien le sang mêlé au pus et à l'amadou du pansement qui a agi comme poison et a déterminé une fièvre intense et une lymphangite le long du bras. Désinfection plusieurs fois par jour. Ce malade fut long à revenir à un état satisfaisant. M. Verneuil conseille de faire la ligature tout de suite, même si le sang est arrêté ; mais il faut savoir qu'il y a eu hémorrhagie artérielle, ce dont on ne se doutait pas dans le cas actuel, le sang étant sorti en bavant.

Obs. XXXII. — Homme entré le 28 mars 1876. Nevrôme situé sur la saphène externe. Opéré le 5 avril. La douleur qu'éprouvait le malade obligea d'enlever le pansement ouaté, le 7 avril. La plaie n'avait aucune inflammation. Pansement phéniqué. Sulfate de quinine contre la douleur qui est intermittente ; elle revient surtout la nuit et cesse dans la journée. En enlevant le pansement ouaté, on fait saigner un peu la plaie. Le 10, lymphangite. Le 11, fluctuation. On débride le foyer. La température reste sensiblement la même. Le 13, érysipèle de la face, deux jours après le débridement d'un foyer purulent. Dans ce cas on doit faire entrer en ligne de compte un état particulier de la peau, cet homme est couvert de molluscum.

Obs. XXXIII (1). — Homme de 29 ans, entré dans le service de M. Broca, pour un bubon strumeux de l'aine droite. Ce bubon avait un drain qu'on retire le 26 décembre. Le soir, frisson, fièvre, malaise, vomissement, peau sèche, 39°, érysipèle.

Obs. XXXIV. — Erysipèle au 2e jour consécutif à l'opération de fistules à l'anus et du périnée, par le galvano-cautère.

Obs. XXXV. — Homme de 38 ans, entré le 27 mai. Tuberculeux, fistule à l'anus. Opéré, le 9 avril, au bistouri.

(1) Les deux observations qui suivent sont tirées de la thèse de M. Michel Wojlanski, 1874.

Ascension thermométrique de 2° ; le lendemain la fièvre était tombée. Deuxième opération, le 30 mai, au galvano-cautère. Peu de réaction dans les jours qui on suivi. Erysipèle au 10e jour.

Cet érysipèle doit-il être imputé au galvano-cautère? Au moment de la chute des eschares, il se serait fait une absorption de substances provenant du foyer et des fèces.

La blessure faite par le bistouri détermine plus de fièvre que la blessure faite par le couteau galvanique ; cela tient à ce que l'un, à mesure qu'il ouvre des vaisseaux, les cautérise, et l'autre les laisse béants.

Obs. XXXVI (1). — A la suite d'un changement de drains, dans un foyer putride, et malgré de nombreuses injections détersives, l'érysipèle se déclare en six heures.

Obs. XXXVII. — Voulant inciser le trajet fistuleux formé par un drain, M. Verneuil fait la ligature élastique du trajet. Dix heures après, frisson, érysipèle.

Obs. XXXVIII. — M. le professeur Verneuil enlève des points de suture métallique le matin ; le soir, frisson, fièvre, agitation ; le lendemain matin, érysipèle.

Obs. XXXIX. — Erysipèle succédant à l'extraction de fils métalliques.

Obs. XL. — On change d'appareils. Un malade ayant une pseudarthros avec trajets fistuleux, suite d'une

(1) Les huit observations qui suivent sont empruntées à l'étude de M. Dehenne sur l'érysipèle soudain. *Progrès médical*, 1874.

résection. On fait saigner un peu les trajets; le soir, frisson, sueurs ; le lendemain, érysipèle.

Obs. XLI. — Erysipèle brusque succédant à l'ablation d'un vieux drain ou à l'introduction d'un drain nouveau.

Obs. XLII. — Erysipèle soudain à la suite de l'opération d'une fistule à l'écraseur linéaire chez un rhumatisant.

Obs. XLIII. — Malade scrofuleux; on passe un drain dans un foyer purulent. Erysipèle le soir.

Nous avons rapporté sommairement ces huit observations; on les lira avec détail dans le travail de M. Dehenne. Nous conclurons avec lui qu'il s'est produit, dans ces cas, une variété d'érysipèle que M Verneuil a appelée érysipèle soudain, se caractérisant par son mode de production, auto-inoculation et sa marche rapide. Aussi, chaque fois qu'il sera nécessaire de faire une de ces petites opérations que l'on appelle un pansement, il faudra agir avec précaution, ne pas faire couler le sang et faire une désinfection soignée.

Obs. XLIV. — Femme rhumatisante. — Opérée il y a un an d'un cancer du sein gauche. — Elle est revenue avec un engorgement ganglionnaire, enflammé, recouvert d'une collection de pus qu'on ouvrit. La tumeur est située sous le grand pectoral auprès du faisceau vasculo-nerveux. Opération le 15 mars 1876. Pansement phéniqué. — Le 19 douleur dans le bras. — Délire. — Langue sèche. — Insomnie. Cet état a continué les jours suivants. Le 26 douleurs plus vives, œdème du bras. — Les injections de morphine n'ont aucun résultat. — Contracture spasmodique de l'avant-bras. — Biceps dur. Pas de douleur ni à l'épaule, ni au coude, ni sur le trajet de la veine humérale. — Le 28 section du musculo cutané, opération très-laborieuse. — Le spasme cesse dans le bras mais reprend dans la cuisse. — La malade chante, délire. — Le 1er avril érysipèle qui débute dans le dos. — A l'autopsie foie cirrhotique.

Cette malade est morte le 4 avril de l'érysipèle dont la gravité doit être attribuée à la dégénérescence du foie. — De même que l'érysipèle produit une dégénérescence du foie, des reins, de même les lésions de ces viscères ont par réciprocité une action sur l'érysipèle.

15 mars.	37,6 — 37,6	28 mars.	37,2 — 38,3 — 40,1
16 —	37,4 — 39,4	29 —	38,9 — 39,1 — 38,2
17 —	38,2 — 38,9	30 —	38,2 38,8
18 —	37,6		

La première opération faite largement et sur des tissus sains autant que peuvent l'être les tissus d'un cancéreux n'a pas eu d'action immédiate, ce n'est que le lendemain, la fièvre traumatique s'est produite à la fin du deuxième jour comme cela a lieu dans toutes les opérations faites sur des tissus sains, mais elle survenait chez une rhumatisante et elle s'est comportée d'une manière aiguë en déterminant du délire, de la douleur, du spasme. La deuxième opération faite sur un foyer purulent, exposé à l'air et dans les mêmes conditions de diathèse a provoqué immédiatement la brusque montée du thermomètre 3°, en même temps délire, spasme dans la cuisse, puis au bout de quatre jours érysipèle bientôt suivi de mort. Tous ces phénomènes paraissent liés à l'inoculation d'une matière septique chez une rhumatisante.

Obs. XLV. — Homme de 43 ans entré le 2 février 1876. — Cancer du testicule gauche. — Opération le 22 mars. — L'opération a été faite largement dans une atmosphère phéniquée.—Pansement de Lister, réunion immédiate. Quelques jours avant l'opération on avait fait deux ponctions exploratrices pour évacuer le liquide contenu dans la cavité vaginale. — Ce liquide s'était reproduit rapidement en devenant peut-être septique par suite des fonctions précédentes, il se répandit sur la plaie quand on ouvrit la séreuse. Dès le jour même T⁰ élevée, fièvre septicémique, parole brève, œil brillant. Deux jours après sensibilité dans l'aine, le soir érysipèle. Mort le 29.

22 mars.	36,5 —	36,3 —	37,1 —	39,4
23 —	38,3 —	38,4 —	38,6 —	39,8
34 —	39,4 —	40 —	40,6 —	40,7
25 —	39,8 —	40,1 —	39,4 —	39,8
26 —	39,3 —	40,1 —	40,1 —	39,9
27 —	39,6			

A l'autopsie ganglions cancéreux. — Infarctus dans le foie. La mort doit être attribuée à la pyohémie. Cette pyohémie a dû éclater le 25, la marche irrégulière du thermomètre semblerait l'indiquer. Cette observation est intéressante à plus d'un titre, l'opération est faite sur des tissus malades, la plaie se trouve en contact avec un liquide septique, on tente la réunion immédiate, toutes ces causes réunies doivent entrer en ligne pour expliquer la fièvre septicémique brusque, l'érysipèle et la pyohémie.

Obs. XLVI (1). — Phlegmon diffus profond de l'avant-bras gauche. Le 11 décembre Nélaton fait trois incisions suivies d'un mieux très-notable. — Drainage. — Le 16, douleurs annonçant un nouveau foyer. Incision. Mieux sensible. Le 27 érysipèle. Ainsi incision de deux premiers foyers suivies d'amélioration. Incisions d'un troisième suivi d'érysipèle. Il nous semble que cet érysipèle n'est survenu que parce que le sujet était fébricitant depuis longtemps, il a suffi de l'absorption de matières pourtant peu septiques, puisqu'elles provenaient d'un foyer inflammatoire, pour déterminer cette complication. Ceci nous indique que l'état du sujet a une part évidente dans l'apparition des phénomènes septicémiques.

Obs. XLVII. — Clientèle de M. Verneuil. Il s'agit d'une fillette de très-mauvaise constitution. Il y a une semaine en revenant de la campagne elle fut prise d'un gonflement de la région sous-hydioïenne avec soulèvement du plancher buccal et gonflement de la langue. Le médecin ordinaire fit appliquer de l'onguent napolitain. — Etat général grave. — Le 28 juin M. Verneuil fut appelé, il diagnostiqua un abcès sous-périostique gangréneux de la face postérieure de la mâchoire inférieure. Incision sur la ligne médiane. Ecoulement de sérosité rougeâtre avec peu de pus, odeur fétide, le doigt introduit dans le foyer allait d'un côté jusqu'à l'oreille, de l'autre jusqu'à l'angle de la mâchoire. Deux heures après la malade était morte, les débridements faits avec le doigt avaient ouvert des vaisseaux et déterminé une absorption très-rapide de matière excessi-

(1) Isnard. Thèse 1870.

vement putride. La mort eut lieu avec des syncopes, des étouffements, par septicémie suraigue.

Obs. XLVIII (1). — Nécrose du tibia. — Résection d'un séquestre. — Alcoolisme. — Mort le lendemain, septicémie aigue. — Pas de lésions à l'autopsie. La plaie osseuse chez cet alcoolique est restée exposée à l'air, cela a suffi pour produire un empoisonnement rapide de toute la masse sanguine, chez un individu offrant peu de résistance au poison par suite de son organisme altéré. De plus l'alcoolisme favorise la mortification rapide des parties lésées d'où septicité plus considérable du foyer. Cela est surtout remarquable pour les plaies osseuses. On lira avec fruit les conclusions du travail de M. Péronne.

Obs. XLIX. — Homme de 41 ans, chiffonnier. Entre le 3 décembre 1874. Alcoolique. Phlegmon diffus avec sphacèle du bras droit.

Le 5. On fit six incisions; bains chlorurés, alcool à l'intérieur. — Accidents généraux : le sphacèle gagne.

Le 8. Désarticulation de l'épaule à l'écraseur linéaire. Désinfection phéniquée; la fièvre persiste et amène, le 22 janvier, une hémorrhagie. On fit la ligature de l'axillaire; opération très-laborieuse au milieu d'un foyer infect. T. 376—39,2, près de 2° de différence. Trente heures après, frisson; cinq jours après, mort par pyohémie.

Cette pyohémie était de date récente, et due à l'opération du 22. Le tracé thermométrique, à partir du 24, l'indique par sa marche irrégulière; de plus, à l'autopsie on trouva des petits abcès jeunes dans les pou-

(1) Péronne. Thèse 1870.

mons, le foie. Foie et reins amyloïdes. Ces abcès étaient dus à de petits caillots septiques détachés des veines qui en étaient gorgées, ainsi que l'autopsie permit de le constater. — Aurait-on dû aller lier l'artère sous-clavière?

Sur ce malade, on blessa trois fois des foyers malades; la désarticulation fut faite sur des tissus enflammés, le phlegmon ayant remonté plus haut que l'épaule; le thermomètre ne s'est pas élevé; ou a indiqué un abaissement de la température tant que la blessure a eu lieu, sur des tissus franchement enflammés; mais à la troisième opération, ascension subite.

5 décembre.	37,5	37,2	22 janvier.	37,6 — 37,7 — 39,2
6 —	37,6	37,1	23 —	37,6 — 38,8 — 38,4
7 —	38,8	39,3	24 —	40 — 38,4 — 37,4
8 —	37,4 — 38,3 —	38,2	25 —	40,4 — 39 — 38,2
9 —	37,7 — 38,3 —	38,7	26 —	38,2 — 40,6 — 38,2
			27 —	36,7 — 38

Obs. L. — Dans un cas rapporté à ses élèves par M. Verneuil, le traumatisme d'un foyer malade et ses conséquences sont encore plus manifestes. Il s'agit d'un homme ayant une fistule de l'aisselle due à une ostéite de l'apophyse coracoïde. Pas de fièvre. Décollement le long de la clavicule. On passe un drain. Le soir, frisson, sueurs. Mort trois jours après. A l'autopsie, on constate que la veine céphalique était remplie de caillots friables; on avait dû en détacher, d'où pyohémie subite.

Il faut rapprocher de cette observation ces cas de pyohémie développée subitement lorsqu'on faisait des opérations pour la cure des varices.

Obs. LI. — Homme de 26 ans. Entre le 16 février 1875. Anémie profonde; foie gros; sacro-coxalgie gauche, avec abcès ossifluent à droite et à gauche, venant de la deuxième vertèbre dorsale. — Opération le 10 mars. On débride à l'écraseur linéaire et on rugine la partie inférieure de l'articulation ; on cautérise largement au fer rouge. Le 10, dans la nuit, vomissement vert, insomnie, agitation. Le 11, au matin, sueurs ; 38,6—39,1.

Le 30. Le pus ayant décollé le muscle iliaque, on fit une exploration dans la plaie avec le doigt ; le lendemain, infection purulente ; la plaie se sèche ; frisson, sueurs, vomissement.

Autopsie. Foie gras, abcès et taches ecchymotiques dans les deux poumons indiquant une pyohémie de date récente.

30 mars.	38,2 — 39,5					
31 —	A 8 h. 39,9 —	11 h. 40,8 —	1h. 38,5 —	3 h. 38 —	5 h. 36,5 —	7 h. 35,
1 avril.	40	40,6	39,8	39,3	39,8	40,2
2 —	39,8	39,8	40,5	39,9	39,6	38,8

Obs. LII. — Homme alcoolique, entré en janvier 1875, couché au n° 21, salle Saint-Louis. Ancienne fistule osseuse, ossifluente ; il tombe et se donne une entorse du genou. — Entré le jeudi, le delirum tremens éclate le vendredi et dure jusqu'au 10 janvier ; la chute avait blessé un foyer malade, ouvert des vaisseaux, fait communiquer le foyer avec l'articulation fémoro-tibiale. — La température indique une infection purulente qui a pris naissance subitement. — L'autopsie vérifia cette donnée.

Chez ce malade, la blessure du foyer est accidentelle; elle amène une septicémie aiguë, caractérisée par le delirium tremens, ce qu'indique parfaitement la thèse de M. Péronne, et par une pyohémie.

Obs. LIII (1). — C'est un homme guéri d'une fracture compliquée de la jambe. Il restait quelques trajets fistuleux, avec bourgeons charnus; on égratigne, dans une exploration un de ces bourgeons, avec le stylet. Pyohémie et mort en peu de jours.

Obs. LIV. — Dans un cas rapporté par Dehenne (*loc. cit.*), il s'agit d'un homme ayant un trajet fistuleux à l'articulation métatarso-phalangienne du gros orteil; on explore, un peu de sang coule. Pyohémie. Mort rapide.

Obs. LV (2). — Grenouillette chez une femme enceinte. Ponction capillaire. Phlegmon rapide du plancher de la bouche; avortement cinq jours après.

Obs. LVI. — Ascite. Ponction; avortement deux iours après.

Obs. LVII. — Abcès de l'épaule. Ponction; avortement le soir même.

Obs. LVIII. — Abcès de la grande lèvre ouvert avec le bistouri le 29 novembre. Issue d'un pus infect. Hémorrhagie par la plaie.

2 décembre. Fièvre intense, agitation, angioleucite, adénite. Le 10, avortement; le 12, péritonite; le 15, mort.

A l'autopsie, on trouve une ovarite suppurée.

Dans les cas de ce genre, M. Verneuil préfère attendre

(1) Hervey. Application de la ouate à la conservation des membres et des blessés. Paris, 1874.

(2) Les six observations qui suivent sont tirées de la thèse de E. Petit, 1870, où on pourra les lire au complet.

l'ouverture spontanée de l'abcès, ou, s'il y a urgence, il ouvre avec le caustique ou le cautère actuel.

Obs. LIX. — Fistule anale opérée chez une femme enceinte. Mort rapide.

Obs. LX. — Rétrécissement du rectum. Opération avortement. Mort.

Nous savons que, chez les femmes enceintes, les plaies se cicatrisent lentement; il y a dans cet état une tendance marquée à faire du pus. Le terrain est donc mauvais; il faut s'abstenir d'y toucher et surtout d'y blesser un foyer malade. En étudiant les observations de M. Petit, on voit que c'est surtout dans les cas de blessure de foyer malade que les accidents se sont produits.

Dans ces observations qui sont loin d'avoir toutes la même valeur, nous en consacrons un certain nombre à établir qu'il est utile de débrider les foyers franchement inflammatoires (phlegmons, par exemple) dans la plupart des cas, que les inconvénients de la ponction des abcès froids, des kystes, sont discutables. Le plus grand nombre des observations ont trait à des foyers exposés à l'air, et nous montrons que leur blessure a entraîné rapidement la pyohémie, la septicémie aiguë, la lymphangite, la péritonite, la péricardite, la fièvre septicémique, etc., etc., etc., tous accidents de nature septicémique.

Nos conclusions seront basées sur ces observations. Quant à établir la nature et la gravité de l'affection d'après la blessure du foyer, nous ne le pouvons faire; la constitution du blessé, la blessure, le milieu, doivent entrer en ligne, mais dans quel rapport, nous ne le savons pas. Il faudrait pour cela que les études histologiques et chimiques nous eussent appris de quelle nature est la matière septique, par quelle route elle pénètre dans l'économie, et le plus grand désaccord règne sur ce point.

Nous n'établissons aucune division pour la blessure des foyers malades chez les diathésiques; les observations nous manquent, sauf pour les rhumatisants, les alcooliques et les femmes enceintes.

Chez les rhumatisants, nous observons que la fièvre septicémique, la douleur, le spasme traumatique, l'érysipèle, sont plus fréquents que chez les hommes sains.

Chez les alcooliques et les femmes grosses, les accidents septicémiques seraient plus graves et plus fréquents encore.

Pour ces deux derniers états, on voit que les conclusions des travaux des auteurs, MM. Cornillon, Petit, Péronne, se trouvent surtout vraies lorsque l'on blesse un foyer purulent. Il est permis de supposer qu'il en est de même pour les autres diathèses.

D'après les quelques cas d'ouverture de collection purulente au galvano-cautère, on est en droit de dire que les accidents septicémiques sont moindres qu'avec le bistouri; toutefois, nous ne nous prononçons pas à ce sujet. La cautérisation que produit cet instrument empêcherait le sang de couler, et l'eschare protégerait les tissus contre l'absorption.

CONCLUSIONS.

1° La blessure chirurgicale d'un foyer purulent franchement inflammatoire, non exposé à l'air, est utile dans la plupart des cas, et n'est suivie que d'une légère fièvre traumatique.

La restriction porte sur certaines diathèses : diabète, alcoolisme, albuminurie; ou états particulier : grossesse, puerpéralité, menstruation.

2° La blessure chirurgicale d'un abcès froid, d'un kyste purulent, doit être faite avec ménagement. Il faut éviter l'entrée de l'air, vider complètement la poche et se méfier d'une seconde intervention.

3° La blessure accidentelle d'un abcès chaud ou froid est toujours dangereuse.

4° La blessure accidentelle ou chirurgicale d'un foyer purulent, exposé à l'air, est toujours dangereuse.

5° Les accidents qui suivent la blessure des foyers purulents exposés à l'air, sont principalement : la fièvre septicémique, la lymphangite, l'érysipèle, la pyohémie, la septicémie aiguë.

6° Le début brusque, presque instantané, de ces accidents, indique leur nature septicémique.

7° Ce sont des degrés divers d'une même intoxication, la septicémie.

8° Ils sont en rapport avec la nature du pus, du foyer, avec la région, avec la blessure, avec la constitution du sujet, avec le milieu.

9° Pour éviter ces accidents, il sera utile, quand cela est possible, de se servir du galvano-cautère au lieu du bistouri.

10° Les ponctions exploratrices devront être suivies de l'opération immédiate, si celle-ci est indiquée de manière à ne pas opérer dans la suite sur un foyer ayant été exposé à l'air.

11° Les évacuations d'abcès froids ou de kystes purulents seront faites aussi complètes que possible, et suivies d'une injection désinfectante. On prendra bien soin de ne pas blesser la paroi interne

12° Les opérations sur des foyers fétides devront être faites avec le plus grand soin, afin d'éviter l'écoulement de la matière sanieuse sur la plaie. On opérera dans une atmosphère phéniquée; on mettra ensuite la plaie à l'abri de l'air par le pansement ouaté, le pansement de Lister, et surtout le pansement phéniqué que nous avons décrit.

13° Les accidents sont d'autant plus graves, que le malade est diathésique.

14° Quand la septicémie se déclare, il faudra mettre la partie malade dans un bain désinfectant, si cela est possible, ou faire une désinfection rigoureuse. Traitement tonique à l'intérieur. Sulfate de quinine.

A. Parent, imprimeur de la Faculté de Médecine, rue Mr-le-Prince, 31.

www.ingramcontent.com/pod-product-compliance
Ingram Content Group UK Ltd.
Pitfield, Milton Keynes, MK11 3LW, UK
UKHW020403220726
13923UKWH00004B/1705